DES

PÉRITONITES CIRCONSCRITES

DE LA

Partie supérieure de l'Abdomen

PAR

P. FOIX,

Docteur en médecine de la Faculté de Paris,
Ancien interne et lauréat des hôpitaux de Paris,
Lauréat de la Faculté de médecine (1er prix de l'École pratique, 1870).

PARIS
ADRIEN DELAHAYE, LIBRAIRE-EDITEUR
PLACE DE L'ÉCOLE-DE-MÉDECINE

1875

DES

PÉRITONITES CIRCONSCRITES

DE LA

Partie supérieure de l'Abdomen

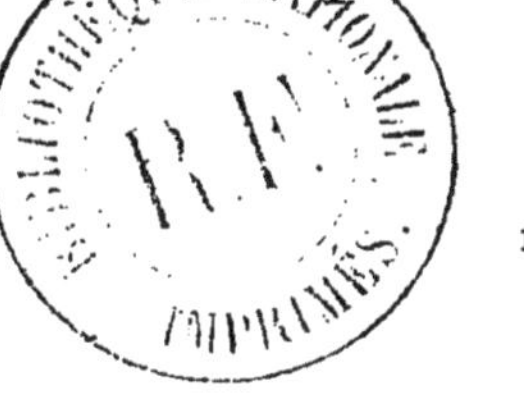

PAR

P. FOIX,

Docteur en médecine de la Faculté de Paris,
Ancien interne et lauréat des hôpitaux de Paris,
Lauréat de la Faculté de médecine (1er prix de l'École pratique, 1870).

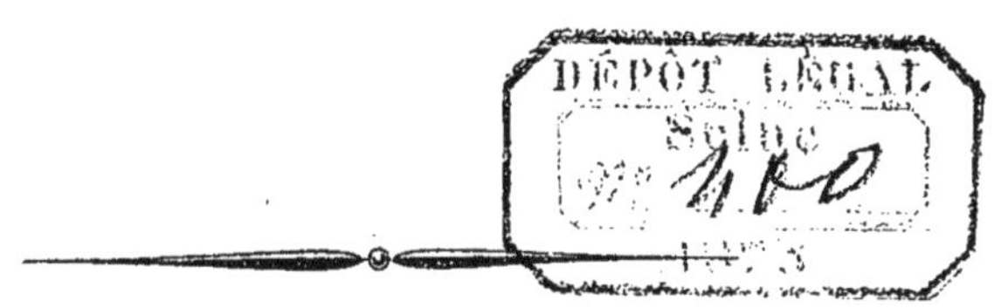

PARIS
ADRIEN DELAHAYE, LIBRAIRE-EDITEUR
PLACE DE L'ÉCOLE-DE-MÉDECINE

1875

DES

PÉRITONITES CIRCONSCRITES

DE LA

PARTIE SUPÉRIEURE DE L'ABDOMEN.

La cavité péritonéale peut être divisée en trois parties bien distinctes : une première, la plus étendue, s'étend de chaque côté depuis le rebord des fausses côtes en haut jusqu'au détroit supérieur du bassin en bas ; une deuxième ou inférieure s'étend depuis le détroit supérieur en haut jusqu'au plancher du bassin en bas ; une troisième enfin, est limitée, en haut, par la face inférieure du diaphragme, en bas, par l'arc du côlon ou par le mésocôlon transverse.

La première de ces parties diffère des deux autres en ce qu'elle ne contient que la portion la plus considérable du tube intestinal ; c'est, sans contredit, celle dont la pathologie est le mieux connue; c'est à elle que s'appliquent d'une manière sinon exclusive, au moins trop spéciale, les diverses descriptions que nous donnent les auteurs des affections du péritoine, en général, et plus particulièrement de la péritonite.

La seconde contient, outre la première partie du rectum et souvent la terminaison de l'S iliaque, le système génital interne chez la femme. La pathologie en est restée pendant longtemps obscure; c'est à MM. Bernutz et Goupil que revient le mérite de l'avoir les premiers bien exposée; ces deux auteurs, et surtout le premier, ont démontré d'une manière irréfutable qu'une part assez grande n'avait pas été faite par leurs devanciers aux affections du péritoine pelvien. Ils ont démontré que le prétendu phlegmon péri ou rétro-utérin n'était, dans l'immense majorité des cas, qu'une pelvi-péritonite circonscrite. Dans ces dernières années enfin, il a été démontré, surtout par les recherches de Fierber, de Prague, que c'était encore à la pelvi-péritonite que devait être rattachée, au point de vue pathogénique, l'hématocèle rétro-utérine.

La troisième portion de la cavité péritonéale, celle qui occupe les deux hypochondres et l'épigastre, contient trois viscères importants : le foie, la rate et l'estomac. La pathologie de cet étage supérieur de la cavité péritonéale est, on peut le dire, à peu près complètement inconnue; et cependant l'importance des fonctions des organes qui y sont contenus, la rapidité avec laquelle deux d'entre eux au moins changent de volume sous l'influence de la congestion ou de la déplétion sanguine, la fréquence des affections dont ils sont atteints, permettaient de prévoir que là aussi, quoique moins fréquemment peut-être que dans l'étage inférieur, le péritoine pouvait être atteint d'inflammations circonscrites dont l'histoire ne pouvait manquer de présenter avec celle de la pelvi-péritonite de nombreuses analogies. C'est ce que nous nous sommes proposé de démontrer dans ce travail.

Les péritonites circonscrites de l'étage supérieur de la cavité abdominale ont été assez généralement passées sous silence par les auteurs classiques. Ce n'est pas cependant que des collections, soit séreuses, soit purulentes, siégeant en dehors du foie ou de la rate, n'aient été plus d'une fois observées. Déjà dans son mémoire sur les apostèmes du foie, Petit, le fils, fait remarquer, à propos de sa deuxième observation, que M. Pibrac, qui fit l'ouverture du cadavre, trouva un abcès *entre la partie cave du foie et l'arc du côlon auquel le foie était adhérent; la matière était blanche et n'intéressait que les tuniques du foie.* Il en est à peu près de même dans l'observation VIII du même auteur. « Ces abcès, placés entre le foie et les parties voisines, dit Boyer, ne devraient pas être confondus avec ceux qui se forment dans l'épaisseur même de cet organe, et il conviendrait sans doute de ne pas confondre ces deux sortes d'abcès sous la même dénomination. Mais, ajoute-t-il, comme le véritable siége de l'abcès ne peut être connu pendant la vie du malade que par les qualités du pus, lorsqu'il se fraie une route à l'extérieur, et, après la mort, que par l'ouverture du corps, il en résulte que la distinction que l'on pourrait établir entre ces deux sortes de dépôts ne serait d'aucune utilité dans le diagnostic et le traitement de la maladie. » (Boyer. Traité des maladies chirurgicales. Edit. de Bruxelles, 1828. T. IV, p. 245.)

Larrey, dans son article *Foie* (Diction. encyclop. des sciences médicales en 60 vol.), s'exprime comme il suit : « L'inflammation peut n'affecter que les enveloppes, ce qui constitue une espèce de péritonite hépatique qu'on décrira, sans doute, avec détail à l'article Péritonite en général. Elle se décèle par des douleurs superficielles dans la région du foie, qui augmentent par la pression, avec tension de l'hypochondre, fièvre et tous les autres symptômes qni annoncent la péritonite. Elle a cela de particulier qu'elle se borne rarement à une seule région du foie et même au foie seul. Elle peut s'étendre au péritoine qui recouvre les organes voisins et même au parenchyme des organes. C'est ainsi qu'on a observé des gastrites, des pleurésies, etc., qui n'étaient survenues que par l'extension de l'inflammation des enveloppes du foie. » Après avoir dit que, réciproquement, ces péritonites circonscrites pouvaient reconnaître pour cause des gastrites, des pleurésies, etc., et qu'elles n'ont souvent d'autres résultats que de produire des adhérences, Larrey ajoute : « Cette inflammation se termine aussi par suppuration, et le plus souvent, dans ces cas, la mort des sujets est presque certaine. »

Cette courte description des péritonites périhépatiques, est encore la plus complète que nous en ayons trouvée dans les auteurs. Ajoutons que nous avons cherché en vain dans l'article Péritonite du Dictionnaire en 60 vol. la description plus détaillée que nous promettait l'article de Larrey. L'auteur de l'article Péritonite est complètement muet sur cette question.

Dans le *Dictionnaire de médecine et de chirurgie pratiques* (art. Foie ; Paris, 1832), M. Cruveilhier fait d'abord remarquer combien sont rares les abcès, suites d'inflammation phlegmoneuse du foie : « Ils sont assez rares, dit-il, pour que plusieurs médecins d'une pratique étendue n'en aient jamais rencontré..... On a souvent pris pour des abcès du foie des collections de pus formées entre le diaphragme et le foie, collections qui dépriment le foie à tel point qu'on dirait que la collection a lieu dans l'épaisseur même de cet organe. »

Nous nous attendions à trouver des documents plus

détaillés dans le Traité de Frerichs, sur les maladies du foie (*Traduct. française ;* Paris, 1862); notre attente a été trompée. L'auteur n'en parle que deux fois; la première à propos des difficultés du diagnostic provenant des maladies du péritoine; la seconde à propos de l'inflammation de l'enveloppe du foie et de la capsule de Glisson (périhépatites, peritonitis hepatica). Dans cette dernière, où l'on pourrait s'attendre à trouver la description de la maladie, on peut dire, sans trop exagérer, qu'on trouve un peu de tout, si ce n'est de la périhépatite ou de la péritonite hépatique.

Les documents relatifs à la périsplénite sont encore plus rares. Les diverses observations d'abcès de la rate sont ordinairement si peu détaillées, si peu précises, qu'on est fort embarrassé lorsqu'il s'agit de préciser le siége de la collection purulente.

C'est donc en dehors des ouvrages classiques, dans les observations publiées par les différents journaux scientifiques ou dans les comptes-rendus des Sociétés savantes que nous avons dû chercher les éléments nécessaires pour servir de base à notre travail. Mais, avant d'aller plus loin, nous croyons devoir citer d'une manière toute particulière, et autrement que dans un simple index bibliographique, le mémoire publié par Hawkins, dans le *London medico-chirurg. transactions* (1835, vol. XVIII, p. 1 et 98), sur les tumeurs enkystées du foie, et la collection de seize observations publiées en 1873 par le Dr Hilton Fagge dans le *Guy's hospital reports.* Nous aurons à faire à ces deux travaux de nombreux emprunts.

ANATOMIE PATHOLOGIQUE

Au point de vue de l'anatomie pathologique, les péritonites circonscrites de l'étage supérieur de l'abdomen peuvent être divisées en deux groupes principaux, selon qu'elles affectent des rapports avec le foie ou avec la rate. Nous désignerons les premières sous le nom de péritonites périhépatiques, les secondes sous celui de péritonites périspléniques.

1° *Siége et limites.* — Les péritonites hépatiques peuvent elles-mêmes affecter des siéges différents : il pourrait paraître, au premier abord, fort inutile de chercher à déterminer d'une manière précise quels en sont les différents siéges, et l'on pourrait croire qu'il suffirait simplement de dire que la péritonite peut siéger sur tous les points de la surface du foie. Nous croyons, cependant devoir tenir grand compte de ces différences de siége; nous croyons qu'on peut les indiquer d'une manière assez précise et que la chose n'est pas sans importance, non-seulement au point de vue de l'anatomie pathologique, mais encore au point de vue de la marche de l'affection, du diagnostic, du pronostic et du traitement.

Ces péritonites peuvent être sus ou sous-hépatiques: les premières n'occupent pas ordinairement la totalité de la face convexe du foie. Le ligament suspenseur de cet organe établit entre elles une limite bien marquée. Aussi peut-on étudier à part celles qui ont leur siége au-dessus du lobe droit et celles qui se développent au-dessus du lobe gauche. Les premières forment des tumeurs dans l'hypochondre droit; l'épanchement, quelle qu'en soit la nature, a pour limites: en haut, la concavité du diaphragme, en bas, la face convexe du lobe droit du foie; à gauche, le ligament suspenseur; à droite, le ligament triangulaire; en arrière, le ligament coronaire. La limite antérieure est beaucoup plus variable : elle est constituée tantôt par des adhérences établies entre la face supérieure du foie et le diaphragme, tantôt par des adhérences établies entre le bord inférieur du foie, qui est repoussé plus ou moins bas, et la paroi antérieure de l'abdomen, ou bien encore par des adhérences entre le foie, le côlon ou le grand épiploon et cette même paroi.

Les organes qui forment les limites de la collection sont toujours tapissés de fausses membranes plus ou moins épaisses, d'autant plus épaisses qu'on se rapproche davantage de la périphérie. Les fausses membranes limitantes opposent au liquide contenu dans la poche, une résistance d'autant plus considérable qu'elles sont plus épaisses et mieux organisées. Cette résistance des fausses membranes l'emporte même souvent sur celle du parenchyme hépatique; aussi trouve-t-on souvent la face supérieure ou convexe du foie fortement déprimée et devenue concave. Le diaphragme de son côté est repoussé du côté du thorax, et la plèvre qui le tapisse en haut devient souvent le siége d'une inflammation plus ou moins étendue. Nous aurons du reste à revenir sur ce point.

Les péritonites circonscrites de la face supérieure du lobe gauche ont des limites tout aussi précises : en haut, le diaphragme ; en bas, la face convexe du lobe gauche du foie; à droite, le ligament suspenseur; en arrière, le ligament coronaire; en avant, des adhérences établies soit entre le foie et le diaphragme, soit entre le premier de ces organes et les parois abdominales. Mais on les voit quelquefois à gauche se continuer avec des péritonites périspléniques, tandis que, d'autres fois, elles en sont nettement séparées par des adhérences pseudo-membraneuses. Elles forment des tumeurs ou des tuméfactions diffuses ayant leur siége à l'épigastre, et qui empiètent plus ou moins sur les régions des hypochondres droit et gauche.

Les péritonites sous-hépatiques sont beaucoup plus rares que les péritonites sus-hépatiques. C'est à peine si nous avons pu en réunir quatre observations dont deux ont été recueillies par nous. Ce sont, du reste, les seules dans lesquelles les limites de la collection liquide se trouvent nettement indiquées : en haut, le foie ; en arrière, l'épiploon gastro-hépatique ; à droite, la vésicule biliaire ; à gauche, des adhérences établies entre l'extrémité gauche du foie et la face antérieure de l'estomac ; en avant, des adhérences également établies entre ces deux viscères d'un côté, et le grand épiploon et le mésocôlon transverse d'un autre côté. Ces adhérences étaient fermes, solides, résistantes, épaisses, et très-nettement vascularisées.

Existerait-il à la face inférieure du foie, de même qu'à la face supérieure, des péritonites circonscrites ayant leur siége au niveau du lobe droit en dehors de la vésicule biliaire? Tout nous porte à le croire, mais nous n'avons pas pu en trouver d'observation.

Les péritonites périspléniques nous paraissent être presque aussi fréquentes que les péritonites hépatiques;

leurs limites sont généralement moins précisées dans les observations que nous en avons pu recueillir. Dans les observations qui nous sont personnelles, la collection liquide était limitée, en haut, par le diaphragme ; à droite, par la grosse tubérosité de l'estomac ; en dehors, par la partie antérieure de la face interne de la rate ; en avant, par des adhérences établies entre l'extrémité gauche du foie et l'estomac d'un côté et le bord antérieur de la rate d'un autre côté ; et en bas, par des adhérences qui allaient du mésocôlon transverse et de l'arc du côlon soit au foie, soit à la rate.

Dans les observations XII et XIV du Mémoire de M. Hilton Fagge, les limites paraissent avoir été moins précises ; la rate était baignée par du pus sur toute sa surface ; dans l'une d'elles (obs. XIV), la collection descendait jusqu'à la partie supérieure du rein gauche, et avait même pénétré jusque dans la substance de l'organe. D'autres fois, on trouve des collections qui occupent à la fois l'hypochondre gauche et une partie de l'épigastre, en s'insinuant soit entre le diaphragme et le foie, soit entre le foie et l'estomac. Enfin, comme le faisait déjà remarquer Larrey, on trouve quelquefois ces collections multiples. C'est ainsi que, dans l'observation I, recueillie par nous, il existait en même temps une péritonite sus-hépatique, une péritonite sous-hépatique, et enfin une péritonite périsplénique, toutes les trois très-nettement séparées par des fausses membranes.

2° *Contenu.* — Dans la première période, les péritonites circonscrites présentent tous les caractères de ce que l'on désigne généralement sous le nom de péritonite séro-adhésive. L'exsudat inflammatoire est en partie solide, en partie liquide; la fibrine qui en constitue la partie solide se dépose à la surface des organes et forme ainsi les fausses membranes qui les tapissent ou qui les font adhérer entre eux. Au centre du foyer inflammatoire s'épanche un exudat liquide, séreux, d'autant plus riche en fibrine que l'inflammation a été plus vive. Ces épanchements séreux circonscrits ont été souvent désignés sous le nom de tumeurs enkystées du foie, ou confondus avec des kystes de cet organe. La présence de l'albumine, sinon de la fibrine, les en distingue nettement.

Le liquide ainsi épanché peut subir des modifications diverses; il peut, 1° se transformer en pus; 2° devenir sanglant et constituer ainsi une espèce d'hématocèle. Le pus de ces péritonites présente des caractères variables; tantôt c'est un liquide séro-purulent plutôt que du pus véritable; d'autres fois c'est du pus parfaitement comparable au pus phlegmoneux dont il ne saurait être distingué. Ajoutons enfin que ces abcès peuvent, au même titre que les épanchements séreux, devenir le siége d'hémorrhagies internes, comme le prouvent les observations I et II du Mémoire de M. Hawkins. On ne saurait donc, d'après les caractères physiques du pus, distinguer les abcès du foie des abcès circonvoisins de cet organe. C'est à tort, suivant nous, que M. Gallard, dans une communication faite en 1869 à la Société médicale des hôpitaux, a prétendu le contraire. Nous sommes même fort porté à croire que son prétendu cas d'abcès du foie n'était autre chose qu'un cas de péritonite périhépatique; nous le croyons d'autant plus que l'examen microscopique du liquide y révéla la présence de nombreuses cellules épithéliales. La rapidité avec laquelle la guérison fut obtenue fera facilement comprendre les réserves avec lesquelles M. Chauffard crut devoir accueillir le diagnostic, et les doutes qu'il éleva sur sa légitimité.

Nous n'insisterons pas longuement sur la transformation de ces collections séreuses en collections séro-sanglantes ou hématocèles. En indiquer le mécanisme serait tout simplement répéter, à propos de ces péritonites hémorrhagiques, ce que l'on sait des inflammations hémorrhagiques des séreuses en général ; développement dans les fausses membranes de vaisseaux de nouvelle formation, organisation incomplète et friabilité des parois de ces vaisseaux, enfin rupture et épanchement du sang dans un milieu alcalin, tels sont en quelques mots les points principaux de la pathogénie de ces prétendues inflammations hémorrhagiques, qu'on pourrait appeler avec plus de raison inflammations hémorrhagipares.

L'observation recueillie par nous démontre d'une manière très-nette l'existence de ces hématocèles et leur pathogénie. Il est noté, en effet, que les fausses membranes contenaient des vaisseaux assez développés, que sur certains points il existait dans leur épaisseur des ecchymoses dues à la rupture de certains d'entre eux ; et, comme la collection périsplénique était très-franchement sanglante, nous nous croyons autorisé à croire que la présence du sang dans ce liquide était également le résultat de ruptures analogues.

Les lésions occasionnées par ces collections enkystées sur les organes environnants sont de deux sortes :

les unes reconnaissent pour cause la compression, les autres l'extension, la propagation du travail inflammatoire. Nous avons déjà indiqué un certain nombre des premières : la dépression du foie, l'excavation de sa face convexe, le refoulement du diaphragme. Il nous suffira donc d'ajouter que, sous l'influence de cette compression, les organes se trouvent anémiés et atrophiés. Dans l'observation recueillie par nous, le lobe gauche du foie, comprimé entre deux collections situées l'une au-dessus de lui, et l'autre au-dessous, était considérablement atrophié, anémié. Cette anémie se traduisant par la décoloration de l'organe, ressortait d'une manière très-tranchée sur les coupes transversales; on voyait, à côté de la coloration rouge foncé du lobe droit, la coloration jaune pâle très-prononcée du lobe gauche. L'anémie et l'atrophie par compression des autres organes, tels que la rate et le diaphragme, sont beaucoup moins faciles à apprécier. Pour la rate, en effet, les variations de volume et de couleur sont tellement fréquentes, qu'on ne saurait établir une distinction bien nette entre l'état morbide et l'état normal. Quant au diaphragme, il est évident que la compression doit jouer un rôle important dans la perforation dont il est si souvent atteint; mais, comme l'inflammation intervient toujours, il serait extrêmement difficile de faire la part de ce qui revient à l'un ou à l'autre de ces processus.

Nous ne parlons pas de l'influence de la compression sur les organes creux, estomac, intestins, etc. Ceux-ci, en effet, y échappent soit par leur mobilité, soit par l'élasticité et le déplacement facile des gaz qu'ils contiennent. Ce n'est qu'autant qu'ils sont immobilisés par des adhérences que la compression peut les atteindre et contribuer à leur perforation. Encore, l'inflammation joue-t-elle, même dans ce cas, le rôle principal.

Les lésions inflammatoires des organes environnants sont très-variables, tant par leur siége que par leur intensité. Nous les étudierons successivement dans les organes abdominaux et dans les organes thoraciques.

La première chose dont on est frappé lorsqu'on vient à faire l'ouverture de l'abdomen chez un individu atteint des péritonites circonscrites que nous étudions, c'est de l'absence absolue de lésions, de l'état parfaitement normal de la cavité abdominale au-dessous du côlon transverse; ce n'est que, dans de très-rares exceptions, qu'on trouve soit des traces de péritonite, soit des ulcérations intestinales. Encore faut-il remarquer que ces lésions ne sont nullement sous la dépendance de la péritonite ou de la périsplénite.

Le foie est ordinairement sain, mais sa capsule est épaissie; cet épaississement est quelquefois assez limité ou assez prédominant en certains points, ou même en un seul, pour qu'il soit difficile de distinguer ces épaississements limités pénétrant à une certaine profondeur du parenchyme, d'une cicatrice consécutive à une rupture ou à l'ouverture d'un abcès hépatique. C'est cette dernière interprétation qu'on a généralement donnée de ces plaques fibreuses circonscrites; il suffit, pour en faire justice, de rappeler que des noyaux pseudo-cicatriciels semblables ont souvent été observés sur des foies qui n'avaient jamais suppuré, mais qui avaient été simplement étranglés par l'usage du corset.

Vis-à-vis des organes creux (estomac, intestin), l'inflammation joue d'abord un rôle protecteur, en tapissant leur revêtement séreux de fausses membranes plus ou moins épaisses. Mais, d'un autre côté, elle diminue la résistance des parois du tube digestif; sous les fausses membranes, la tunique musculeuse, comprimée, s'atrophie et perd de sa résistance; car c'est elle qui constitue la principale barrière contre l'irruption du pus dans la cavité des organes, comme le prouvent les lieux d'élection pour l'ouverture des abcès intra-péritonéaux. Pour ne parler que des mieux connus, des abcès pelviens, on sait qu'ils s'ouvrent de préférence dans la dernière partie de l'S iliaque du côlon, dans l'intervalle des bandelettes musculaires longitudinales, et très-rarement dans le rectum proprement dit. Il en est de même des abcès de l'étage supérieur de l'abdomen : souvent ils s'ouvrent dans le côlon transverse, rarement dans le duodénum ou l'estomac, beaucoup mieux protégés par la double couche musculaire lisse qui constitue leur tunique moyenne.

L'inflammation se propage enfin du côté des séreuses sus-diaphragmatiques; ainsi se développent, par inflammation de voisinage, des pleurésies et des péricardites. Celles-ci peuvent être séreuses ou séro-adhésives. Dans le premier cas, un épanchement se fait à la partie inférieure de la séreuse, l'organe qui y est contenu, et principalement le poumon, se trouve refoulé en haut; vienne une rupture, le pus se fera nécessairement jour dans la cavité pleurale et déterminera une pleurésie purulente suraiguë excessivement grave, sinon rapidement mortelle. Notre observation fournira un bon exemple de pleurésie séreuse avec ascension du poumon dans la cavité pleurale droite.

D'autres fois, au contraire, l'inflammation se traduit par un exsudat fibrineux abondant; le poumon devient alors adhérent à la plèvre diaphragmatique; il s'enflamme à son tour au niveau des adhérences, et il est déjà devenu friable; il peut même être ramolli et le siége d'une excavation, avant que le diaphragme soit entamé. Les adhérences elles-mêmes étaient devenues friables, et infiltrées par places de sang épanché, dans notre observation I. Tout autour de ces adhérences qui occupaient l'étendue d'une pièce de 5 francs environ, la plèvre était enflammée, tapissée de lymphe plastique peu adhérente; il y avait en même temps un léger épanchement. Ces détails permettent de comprendre comment le pus d'un abcès sous-diaphragmatique peut s'ouvrir à la fois ou successivement dans les bronches et dans la cavité pleurale.

Dans l'observation I de M. Hilton Fagge, ce n'est pas l'abcès sous-diaphragmatique proprement dit qui s'est ouvert directement dans la plèvre, mais bien la caverne creusée à la base du poumon; ce qui a donné lieu à un pneumothorax.

Lors même que l'abcès sous-diaphragmatique ne s'est ouvert ni dans la plèvre ni dans le poumon, l'inflammation de la plèvre peut donner lieu à un épanchement purulent, comme le prouve l'observation 12 de M. Hilton Fagge.

Ce que nous venons de dire des cavités pleurales s'applique également à la cavité péricardique, à cette différence près que l'abcès ne s'ouvre pas dans le cœur; encore devons-nous faire remarquer que, dans un cas d'abcès du foie cité par Graves, il est noté que la pointe du cœur était aplatie et usée; ces abcès pourraient donc à la longue donner lieu à une rupture du cœur.

TERMINAISONS.

Les péritonites circonscrites de la partie supérieure de l'abdomen peuvent se terminer par résolution. Le liquide épanché se résorbe, et il ne reste plus d'autres traces de l'inflammation que des fausses membranes qui font adhérer le foie ou la rate aux organes environnants. Lorsque la résorption n'a pas lieu, tout porte à croire que l'épanchement peut rester stationnaire et ne donner lieu qu'à des troubles insignifiants, comme on peut le voir par la lecture de notre observation I.

Ce n'est qu'autant que la suppuration s'est établie, que la collection est devenue séro-purulente ou franchement purulente, que l'on voit survenir les lésions destructives qui finalement aboutissent à l'ulcération et à la perforation des organes; ces abcès ont peu de tendance à s'ouvrir spontanément vers l'extérieur. Peut-être, cependant, l'abcès se serait-il ouvert du côté des parois abdominales ou dans l'un des espaces intercostaux inférieurs, s'il eût été abandonné à lui-même dans le cas de M. Gallard; nous en dirons autant des deux premières observations du mémoire de Hawkins et de celle de Roques (de Condom); nous devons mentionner enfin comme exemple d'ouverture spontanée du côté de la paroi abdominale observé, il y a 18 ans, à l'hôpital Beaujon, par notre excellent maître, M. le professeur Gubler; la collection s'ouvrit au-dessus de l'ombilic, et la guérison ne se fit pas attendre plus de 15 ou 20 jours (Gubler, Comm. or.). Nous regrettons de n'avoir pas pu retrouver l'observation détaillée de ce cas qui a été publiée par M. Féréol. Le plus souvent, ces abcès s'ouvrent dans les organes ou dans les cavités voisines. C'est ainsi que les abcès des péritonites sus-hépatiques, situés à droite du ligament suspenseur, s'ouvrent soit dans la plèvre, soit dans les bronches, d'après le mécanisme que nous avons indiqué plus haut. On en trouve plusieurs observations dans le travail de M. Hilton Fagge.

Les abcès sus-hépatiques, situés à gauche du ligament suspenseur, s'ouvrent soit dans la plèvre droite, soit dans le péricarde, et plus rarement dans la plèvre gauche. On les a vus encore s'ouvrir dans le côlon transverse, ce qui s'explique facilement, si l'on veut bien se rappeler que leur limite inférieure est souvent constituée par une portion de l'intestin devenue adhérente à l'épigastre et aux parois thoraciques. Dans une observation de Williams, cette terminaison de l'abcès a été suivie de la pénétration dans sa cavité des gaz intestinaux; ce qui a donné lieu à une tumeur emphysémateuse de la partie supérieure de l'abdomen et à une suppuration gangréneuse des parois. C'est aussi du côté du côlon que doivent avoir le plus de tendance à s'ouvrir les péritonites sous-hépatiques; mais nous n'en avons pas trouvé d'exemple.

Les abcès résultant des péritonites spléniques s'ouvrent également, le plus souvent, soit dans la plèvre, soit dans les bronches; mais ils peuvent aussi se frayer un passage dans la partie terminale gauche de l'arc du côlon, comme dans l'observation 14 du Mémoire de Hilton Fagge. L'observation 7 du même auteur nous fournit un exemple remarquable de guérison d'un abcès de l'hypochondre gauche, à la suite d'une perforation de l'estomac. Mais il serait difficile de décider, dans ce cas, si la péritonite elle-même ne reconnaissait pas pour cause une ulcération de cet organe. Quoi qu'il en soit, l'observation n'en est pas moins intéressante, surtout par les détails qu'elle contient. Nous appelons surtout l'attention sur les alternatives de sonorité et de matité à la percussion que présentait la tumeur, alternatives qu'on ne peut attribuer qu'à ce que la tumeur était tantôt exclusivement liquide, tantôt à la fois liquide et gazeuse.

Nous n'avons pas jusqu'ici parlé de l'ouverture de ces abcès dans la cavité abdominale ; cette terminaison doit être très-rare, et nous ne croyons pas qu'elle ait été observée; au moins, n'en avons-nous pas trouvé d'exemple.

ÉTIOLOGIE ET PATHOGÉNIE.

Une des causes les plus fréquentes des péritonites circonscrites de la partie supérieure de l'abdomen, c'est le traumatisme ; c'est à la suite de coups, de chûtes sur les hypochondres que se sont déclarés les premiers symptômes de l'affection dans bon nombre d'observations.

Le traumatisme, en pareil cas, peut agir de diverses manières ; son action peut se borner à produire directement l'irritation et l'inflammation du péritoine ; c'est ce qui paraît être le plus souvent. Mais on conçoit aussi qu'il puisse avoir pour premier résultat une rupture ou une fissure des organes friables contenus dans la partie supérieure de l'abdomen. La péritonite serait alors consécutive à l'épanchement sanguin, et il se produirait alors un abcès hématique. Mais dans d'autres observations, et plus particulièrement dans l'obs. I, le traumatisme est complètement étranger à l'affection, à moins qu'on ne veuille regarder comme une espèce de traumatisme lent et continu la pression exercée par le corset dont la malade faisait un véritable abus.

Quelle est donc, en pareil cas, la cause première de la péritonite? Celle-ci ne saurait guère être considérée comme essentielle; on sait, en effet, combien les séreuses sont, en général, peu disposées à s'enflammer primitivement. En dehors du rhumatisme dont les manifestations du côté de la séreuse abdominale sont extrêmement rares, on peut poser en loi qu'une séreuse ne s'enflamme qu'autant qu'il existe des lésions dans les organes contenus dans sa cavité; et cependant, dans le plus grand nombre des autopsies, il est noté que les organes sont sains. Faut-il conclure de là que la séreuse péritonéale fait exception à la loi que nous avons posée plus haut? Le contraire a été démontré de la manière la plus manifeste, en ce qui concerne le péritoine pelvien, par MM. Bernutz et Goupil; ces deux auteurs ont prouvé en effet que, dans l'immense majorité des cas, sinon dans tous, la pelvipéritonite était sous la dépendance de lésions inflammatoires ou autres de l'appareil génital, trompes, ovaires, utérus. Nous croyons qu'il en est de même des péritonites circonscrites de la partie supérieure de l'abdomen; ce qui rend la chose très-probable, c'est le siége même de ces inflammations autour d'organes aussi importants que le foie, la rate et l'estomac. On sait, d'un autre côté, que ces organes sont sujets à des troubles fréquents, congestions hépatiques et spléniques, embarras gastriques; et, comme ces troubles sont éminemment passagers, que les lésions qui les accompagnent peuvent disparaître sans laisser après elles la moindre trace, on s'explique comment, à un moment donné, on peut trouver une péritonite circonscrite en l'absence de toute lésion actuelle de la rate, du foie ou de l'estomac. Dans certains cas, du reste, les lésions des organes sont plus persistantes; et l'on peut nettement établir la filiation des accidents morbides. Hawkins, dans son mémoire que nous avons déjà eu plusieurs fois l'occasion de citer, avait cherché à établir que certains abcès sus-hépatiques pouvaient reconnaître pour cause le développement considérable, et, plus tard, la suppuration des kystes qu'on trouve assez souvent sur la face supérieure et sur les bords du foie, et qui sont consécutifs à l'oblitération des canalicules biliaires. Un certain nombre de ses observations, dans lesquelles il est expressément noté que le kyste ne contenait pas d'hydatides et que le liquide ne précipitait pas d'albumine ni par l'acide nitrique ni par la chaleur, prouvent que ces kystes sont susceptibles de prendre un développement considérable; et comme ils peuvent, d'un autre côté, déterminer autour d'eux une péritonite adhésive, on comprend qu'ils puissent être à la rigueur confondus, à un examen inattentif jusque sur la table d'autopsie, avec les péritonites circonscrites avec épanchement. La confusion serait surtout facile si un de ces kystes, venant à suppurer, se trouvait séparé du tissu hépatique par une fausse membrane plus ou moins épaisse. C'est, sans doute, d'un de ces kystes qu'il s'agit dans une observation communiquée en 1825 par M. Masseau à l'Académie de médecine.

Mais Hawkins, et surtout l'auteur de l'analyse de son mémoire, publiée dans les Archives de médecine, ont eu le tort de trop vouloir généraliser. Les deux observations désignés par Hawkins sous le nom d'abcès gangréneux de l'abdomen, ne sont évidemment pas des kystes suppurés; elles ont plutôt toutes les allures des péritonites hépatiques circonscrites.

Les infarctus du foie et de la rate peuvent également donner lieu à des péritonites circonscrites. C'est très-probablement par ce processus, qu'il faut expliquer un cas d'abcès sous-diaphragmatique observé par M. Nicaise chez un individu atteint d'infection purulente, avec abcès métastatiques dans le foie (Nicaise, Comm. or.).

Parmi les autres affections susceptibles de donner lieu à des épanchements enkystés de la partie supérieure de l'abdomen, nous devons citer encore, d'une manière toute spéciale, l'ulcère simple de l'estomac et le cancer de cet organe. Les péritonites qui reconnaissent ces dernières causes ne sont pas toujours des péritonites par perforation. On sait, du reste, que les ulcères de l'estomac, surtout ceux de nature cancéreuse, déterminent une inflammation adhésive qui, au moment de la rupture, protége les organes abdominaux contre l'épanchement des matières contenues dans ce viscère. Ces péritonites séro-adhésives peuvent, dans certains cas, devenir le siége d'épanchements plus ou moins abondants, sans qu'il y ait perforation de l'estomac. Tel était sans doute le cas de l'observation V, du mémoire de Hilton Fagge. Le malade, en effet, avait déjà eu autrefois une tumeur abdominale dont il avait été guéri. Lorqu'il rentra à l'hôpital de Guy, dans un service différent, ce furent surtout les symptômes thoraciques qui attirèrent l'attention. Ce n'est qu'à l'autopsie qu'on constata l'existence de la péritonite périhépatique. Nous ferons remarquer, en outre, que la membrane pyogénique avait elle-même été envahie par le cancer, et qu'elle présentait en plusieurs points des nodosités encéphaloïdes.

Dans l'observation II, recueillie par nous, la péritonite sous-hépatique a très-probablement été consécutive à la perforation de l'estomac. Les fausses membranes qui tapissaient ou constituaient les parois de l'abcès n'avaient pas été envahies par le cancer ; peut-être cependant existait-il, antérieurement à la perforation de l'estomac, une perforation d'origine inflammatoire, limitée par les fausses membranes, et dans laquelle purent pénétrer à un moment donné, sans produire des accidents appréciables, les substances alimentaires. Cette réflexion nous est suggérée par la lecture de deux observations du mémoire de Hilton Fagge, et dans lesquelles également, aucun symptôme n'annonça la perforation. Celle-ci ne fut reconnue que sur la table d'autopsie.

Nous n'avons pu trouver un seul cas bien net de péritonite périhépatique à la suite de la dysentérie; dans le cas de M. Gallard, l'autopsie n'a pu être faite ; dans l'observation VI du mémoire de Hilton Fagge, il est dit que la face inférieure du diaphragme était tapissée d'une couche qui paraissait constituée par du tissu hépatique altéré (*of what appeared to be altered hepatic tissue*) ; le malade avait eu sept ans auparavant la dysentérie en Chine.

Dans quelques cas, la péritonite a été précédée de dyspepsie; dans l'observation VII du mémoire de Hilton Fagge, le malade était un buveur; dans deux cas, on a trouvé le foie cirrhotique. Dans un cas enfin, l'abcès intra-péritonéal était survenu à la suite d'une péritonite puerpérale généralisée, et s'était ouvert à l'ombilic (obs. 11 de Hilton Fagge).

SYMPTÔMES.

La symptomatologie de ces péritonites est des plus obscures. Le début est souvent précédé d'une période plus ou moins longue, pendant laquelle les digestions sont laborieuses, l'appétit diminué. Cette période a eu une durée d'une vingtaine de jours chez la malade de notre observation, de trois mois dans l'observation I du mémoire de Hilton Fagge. Mais tout porte à croire que, dans ce cas, la péritonite existait déjà depuis un certain temps, lorsque les antécédents aigus l'obligèrent à entrer à l'hôpital; il y avait en effet, en même temps que de la dyspepsie, de la douleur dans le dos, entre les deux épaules, et des vomissements le matin.

L'affection débute tantôt d'une manière aiguë, tantôt d'une manière insidieuse. Dans le premier cas, on observe de la douleur à la partie supérieure de l'abdomen, dans les hypochondres ou à l'épigastre, ou bien encore dans toute la cavité abdominale; ces douleurs s'irradient dans l'épaule du côté correspondant à l'hypochondre malade, ou encore dans le dos, entre les deux épaules; il y a quelquefois des vomissements et de la fièvre; les hypochondres ou l'épigastre sont douloureux à la pression, le décubitus est impossible sur le côté malade. Cette période aiguë est généralement de courte durée ; les accidents se calment au bout de quelques jours, trois ou quatre jours chez la malade de notre observation I ; leur durée ne se trouve pas notée dans les observations de Hilton Fagge, mais il est dit, dans plusieurs, que les accidents aigus se sont apaisés en peu de jours.

Lorsque l'affection a pour cause un traumatisme, un coup, une chute, un effort, les accidents débutent encore d'une manière aiguë ; dans un cas cité par Hilton Fagge, il y a eu des hématémèses.

Dans cette première période, ce sont surtout les symptômes fonctionnels qui jouent le rôle principal ; dans la seconde, ce sont les symptômes constatés par l'exploration physique. Ces derniers sont même les seuls ou à peu près, lorsque la péritonite débute d'une manière insidieuse, et, plus particulièrement, lorsqu'elle est consécutive à un ulcère simple ou à un cancer de l'estomac.

L'individu jouit d'une bonne santé relative ou n'éprouve que des accidents morbides à peu près insignifiants, tels que de la sensibilité dans l'un des hypochondres ou à l'épigastre. Souvent encore on voit persister, d'une manière continue ou plus souvent intermittente, la douleur de l'épaule ou entre les omoplates ; ses digestions sont laborieuses ; il y a quelquefois des vomissements, l'individu maigrit et s'affaiblit.

Les signes physiques diffèrent suivant le siége de l'inflammation ; lorsque celle-ci s'est déclarée au-dessus du lobe droit du foie, cet organe est déprimé et refoulé en bas ; il dépasse les fausses côtes. En outre, le diaphragme se trouve refoulé en haut, et il existe de la matité à la base du thorax; cette matité n'est pas toujours due, au moins en totalité, à la saillie que fait la collection liquide du côté de la plèvre; nous savons, en effet, que la péritonite sous-diaphragmatique détermine souvent, par propagation, de la pleurésie avec épanchement; elle peut même donner naissance par ce mécanisme à des pleurésies purulentes, sans qu'il y ait communication entre la collection péritonéale et la cavité pleurale.

Dans un certain nombre d'observations, la tumeur fait, du côté de la paroi abdominale, une saillie plus ou moins prononcée; mais il est rare qu'on puisse y sentir la fluctuation à travers les espaces intercostaux ou au-dessous d'eux.

Ordinairement la tumeur est dure, rénitente, non globuleuse. Lorsque l'affection a son siége au-dessus du lobe gauche du foie, c'est à l'épigastre qu'on constate l'existence d'une tuméfaction également dure, rénitente, et descendant plus ou moins du côté de l'ombilic. Nous savons, en outre, que les péritonites circonscrites de cette région peuvent s'accompagner de pleurésies, de péricardites sans perforation, et que l'épanchement péricardique peut être assez considérable pour donner lieu à un déplacement du cœur.

Dans les péritonites sous-hépatiques, les symptômes sont encore plus obscurs. La collection liquide, en effet, se trouve séparée de la main de l'explorateur de toute l'épaisseur du foie.

Les péritonites périspléniques forment, dans l'hypochondre gauche, des tuméfactions dures, rénitentes, dépassant plus ou moins le rebord des fausses côtes;

elles peuvent quelquefois affecter, jusqu'à un certain point, la forme globuleuse, comme on le voit dans les observations 9 et 10 du mémoire de Hilton Fagge. Le diaphragme étant repoussé en haut, il existe de la matité à la base du thorax. L'étendue de cette matité peut encore se trouver augmentée par l'existence d'une pleurésie par propagation. Quelquefois la suppuration s'accompagne de légers frissons et de sueurs. Tels sont, en résumé, les symptômes très-vagues, on le voit, de la deuxième période de l'affection.

A une dernière période, surviennent des accidents plus ou moins graves, suivant que l'ouverture de la collection purulente s'est faite du côté de tel ou tel organe. De subaiguë ou de chronique qu'elle était, l'affection passe alors à l'état aigu. Le passage de la deuxième à la troisième période se fait quelquefois d'une manière brusque, à la suite d'un effort, par exemple. L'individu, indisposé déjà depuis quelque temps, éprouve une vive douleur dans l'un des hypochondrés; il survient de la fièvre, des frissons répétés, plus rarement de grands frissons rappelant ceux de la fièvre intermittente. Le plus souvent on constate alors tous les signes d'une des terminaisons les plus fréquentes de l'affection ; nous voulons parler de la pleurésie par perforation. Mais nous devons faire observer encore une fois que celle-ci peut se déclarer indépendamment de toute perforation.

L'ouverture de l'abcès dans les bronches donne des résultats plus favorables, mais nous ne devons pas oublier que ces abcès, lors même qu'ils trouvent une issue facile par les voies aériennes, peuvent toujours s'ouvrir dans la cavité pleurale, soit directement, soit par l'intermédiaire de l'excavation pulmonaire.

D'autres fois l'abcès s'ouvre ou menace de s'ouvrir dans les bronches; le malade expectore pendant un temps plus ou moins long des mucosités sanglantes; rarement il y a de véritables hémoptysies; souvent les crachats sont fétides et rappellent ceux de la gangrène du poumon.

Plus rarement l'ouverture de l'abcès se fait du côté de l'estomac, et est précédée d'hématémèse; mais qu'il s'ouvre dans les bronches ou dans l'estomac, l'hémoptysie ou l'hématémèse précèdent l'irruption du pus, comme on peut le voir dans les observations VII et XIX de Hilton Fagge. Nous avons déjà, à propos de l'ouverture de l'abcès dans le côlon, cité l'observation de Williams, dans laquelle la pénétration des gaz intestinaux dans sa cavité donna lieu à une tumeur emphysémateuse. Son ouverture dans l'estomac, lorsqu'il siége dans l'hypochondre gauche, peut donner lieu à des symptômes sur lesquels nous croyons qu'il convient d'attirer l'attention; nous voulons parler du gargouillement, du retentissement métallique des bruits du cœur perçus à l'auscultation dans l'observation VII, du mémoire de Hilton Fagge.

L'ouverture dans le côlon est sans contredit la terminaison la plus favorable; encore devons-nous faire remarquer que cette terminaison peut elle-même donner lieu à des dangers graves, par pénétration des gaz intestinaux dans le foyer de l'abcès, comme on peut le voir dans l'observation IV de Hilton Fagge.

La durée de ces péritonites ne saurait être déterminée. La seconde période surtout est éminemment variable; la maladie peut même guérir par résolution, sans qu'elle ait été dépassée. L'observation IV de Hilton

Fagge, déjà citée, prouve que la résolution peut avoir lieu lors même que l'inflammation de la séreuse reconnaît pour cause une lésion persistante, telle que le cancer de l'estomac; à plus forte raison sommes-nous en droit de l'admettre pour les péritonites simples ou liées à des lésions passagères, traumatiques ou autres.

DIAGNOSTIC.

Le diagnostic de ces péritonites est excessivement obscur. Frerichs, cependant, assure avoir diagnostiqué dans un cas une péritonite périhépatique, en combinant avec les signes fournis par l'exploration physique les renseignements tirés de l'anamnèse. Il dit encore avoir plus d'une fois diagnostiqué par la même méthode des péritonites spléniques.

Les autres auteurs sont moins affirmatifs. C'est en vain que nous avons cherché les éléments de diagnostic dans les divers articles consacrés aux abcès de l'abdomen et aux affections du foie et de la rate, dans les divers dictionnaires. C'est à peine si, dans quelques-uns d'entre eux, les abcès périhépatiques et périspléniques se trouvent mentionnés, encore est-ce toujours à propos de l'anatomie pathologique; pour le diagnostic, il n'en est même pas question; on n'y songe pas; nous n'en voulons d'autre preuve que la courte discussion qui suivit, à la Société médicale des hôpitaux, la communication de M. Gallard. M. Chauffard, nous l'avons déjà dit, contesta l'existence d'un abcès du foie, et émit l'opinion qu'il s'agissait probablement d'une collection purulente située à la base du thorax : « Il faut être prévenu, ajouta-t-il, que le diagnostic différentiel entre les abcès du foie et les abcès sus-diaphragmatiques est souvent fort difficile. »

Cette remarque de M. Chauffard, nous pouvons l'appliquer avec plus de vérité encore aux abcès sous-diaphragmatiques, ou, pour parler plus généralement, aux péritonites de la partie supérieure de l'abdomen.

Au point de vue du diagnostic, ces péritonites peuvent être divisées en trois catégories :

1° Péritonites à début brusque;

2° Péritonites à début insidieux ;

3° Péritonites de cause traumatique.

Dans les péritonites à début brusque, comme celle de notre observation I, l'existence de douleurs locales s'irradiant dans l'épaule du côté correspondant ou entre les deux omoplates, les vomissements, et, plus tard, la présence d'une tumeur douloureuse dans les hypochondres ou de l'épigastre, rendent le diagnostic relativement facile. C'est à des cas analogues, sans doute, que fait allusion Frerichs. La congestion du foie et de la rate ne présente pas de symptômes aussi tranchés. Quant à l'hépatite aiguë, elle rare dans nos climats, et s'accompagne souvent d'ictère; or, ce dernier ne s'observe pas, ou ne s'observe que très-rarement dans les péritonites hépatiques. Nous devons enfin appeler l'attention sur un signe physique dont la valeur diagnostique, au début, nous a été signalée par M. le professeur Gubler. Il s'agit d'un bruit de froissement ou de frôlement qui est perçu par la main, et mieux encore par l'oreille armée du stéthoscope, dans les grandes inspirations. M. Gubler a pu, par ce moyen, diagnostiquer une péritonite circonscrite dont l'étendue n'égalait pas celle de la paume de la main (Gubler, Comm. or.).

Les péritonites sus-hépatiques et périspléniques à début brusque peuvent encore être confondues avec les épanchements pleurétiques de la base du thorax. La matité, l'absence de murmure vésiculaire dans une certaine hauteur, tels sont les points communs aux deux maladies; mais elles se distinguent l'une de l'autre par les commémoratifs; on a, d'une part, le point de côté, la toux sèche, et, d'une autre, les vomissements et la douleur limitée à la région hypochondriaque, ou s'irradiant dans l'épaule. Mais la douleur de la pleurésie se présente souvent sous la forme pleurodynique, et elle peut aussi s'irradier dans les épaules, et la toux peut exister dans les inflammations de la partie supérieure de l'abdomen; aussi le diagnostic peut-il être quelquefois des plus incertains. L'incertitude augmente encore lorsque la péritonite se complique de pleurésie; si celle-ci se présente avec tous ses signes, y compris l'égophonie, la péritonite restera presque fatalement méconnue, et le diagnostic incomplet.

Dans les péritonites à début insidieux, le diagnostic est encore plus difficile, puisqu'on n'a plus la ressource de contrôler, par les commémoratifs, les données de l'exploration physique; or, nous savons que celles-ci sont extrêmement vagues, et peuvent appartenir tout aussi bien à des abcès du foie, à des kystes hydatiques, au cancer de cet organe, ou même aux épanchements pleurétiques aussi bien qu'à la péritonite. La difficulté augmente encore lorsque celle ci survient chez un individu qui a déjà été atteint d'une maladie susceptible de donner lieu à des abcès du foie, comme dans le cas de M. Gallard. La ponction exploratrice, suivie de l'examen du liquide évacué, pourrait, en pareil cas, fournir quelque lumière ; comme le fit remarquer M. Laboulbène, devant la Société médicale des hôpitaux, la présence de cellules épithéliales et la nature de ces cellules pourraient permettre de trancher la question entre un abcès du foie et un abcès intra-péritonéal.

La fréquence relative des péritonites circonscrites à la suite de contusions des hypochondres ou de l'épigastre devra toujours faire songer à cette affection lorsque, à la suite d'un traumatisme, se déclareront des accidents, soit dans la région hépatique, soit dans la région splénique. Des tuméfactions survenant sous cette influence devront plutôt être attribuées à des péritonites enkystées qu'à des lésions persistantes des viscères eux-mêmes.

Lorsque la péritonite a son siége dans l'épigastre ou dans l'hypochondre gauche, le diagnostic, toujours difficile, l'est cependant un peu moins ; dans ce cas, en effet, la tumeur ne rappelle plus la forme des viscères de la région ; il est impossible de sentir à son extrémité inférieure le bord tranchant du foie, ou de reconnaître la forme de la rate ; mais on pourrait la confondre avec les autres tumeurs de la région, et, plus particulièrement, avec le cancer de l'estomac et de l'épiploon, avec des kystes ou des abcès situés dans l'épaisseur des organes. C'est dans ce cas que la ponction exploratrice, pratiquée avec des trocarts capillaires, peut rendre de véritables services; l'existence ou l'absence d'un liquide, la nature de ce liquide peuvent lever tous les doutes; lors même qu'il s'agirait d'un abcès ou d'une collection séro-purulente, l'existence de cellules épithéliales et la nature de ces cellules pourraient fixer jusqu'à un certain point l'observateur sur le siége de la maladie (Laboulbène). Ce moyen risquerait fort cependant de se trouver en défaut dans les cas de péritonite sous-hépatique ; il suffirait, pour justifier ce que nous venons de dire, que, pour entrer dans la tumeur, on doit traverser toute l'épaisseur du foie.

Mais la cause principale des erreurs de diagnostic, commises à ce sujet, réside évidemment dans la rareté de l'affection; en face d'une tuméfaction occupant l'un des hypochondres, on songe naturellement à des tumeurs du foie, de la rate ou de l'estomac; on songe encore à des pleurésies circonscrites, et, s'il s'agit de l'épigastre, à des tumeurs de l'épiploon; on songe à tout, en un mot, si ce n'est à la péritonite circonscrite.

PRONOSTIC.

Dans le plus grand nombre des observations qui servent de base à ce travail, les péritonites circonscrites de la partie supérieure de l'abdomen se sont terminées par la mort. Mais, hâtons-nous de le dire, on ne saurait conclure de là qu'elles constituent une affection d'une gravité extrême. Il ne faut pas oublier, en effet, que le plus grand nombre des cas publiés par Hilton Fagge a été recueillis par lui dans le registre des autopsies de Guy's hospital, et que, dans un certain nombre d'entre eux, les malades étaient atteints de cancer de l'estomac ou de perforations consécutives à l'ulcère chronique simple de ce viscère. Considérées en elles-mêmes ces péritonites sont peu graves ; sans doute, la suppuration, lorsqu'elle survient, peut entraîner le dépérissement et la mort des malades; mais, dans l'immense majorité des cas, ce sont les complications qui en font la gravité. Parmi ces complications, la pleurésie purulente, avec ou sans perforation du diaphragme, tient, sans contredit, le premier rang; l'ouverture de l'abcès dans les bronches est moins redoutable; viennent ensuite, par ordre de gravité, l'ouverture dans le côlon et l'ouverture dans l'estomac, quoique cette dernière ait abouti, dans un cas, à la guérison.

TRAITEMENT.

Le traitement varie suivant la période de la maladie; au début, si celle-ci est aiguë, on devra recourir aux moyens propres à combattre la péritonite en général; émissions sanguines locales, cataplasmes, frictions avec l'onguent napolitain belladoné, opium à l'intérieur, ou injections sous-cutanées de chlorhydrate de morphine.

A la seconde période, on pourra recourir avec avantage aux vésicatoires volants répétés, et, s'il survient de nouvelles exacerbations, à de nouvelles émissions sanguines. Mais c'est à cette période surtout qu'il conviendrait de recourir à l'évacuation du liquide, pus ou sérosité inflammatoire, contenu dans l'abdomen; on pourra se servir avec avantage pour cela des instruments aspirateurs, sans oublier toutefois que l'aspiration simple peut rester inefficace, surtout lorsqu'il s'agit d'un abcès. On se trouvera bien alors de suivre l'exemple de M. Roques ou de M. Gallard; l'ouverture de l'abcès à l'aide du bistouri ou de la pâte de Vienne a amené entre leurs mains une guérison rapide. Enfin, lorsqu'il survient une pleurésie purulente, on devra encore, après avoir vidé la portion du pus qu'elle contenait, évacuer à son tour la cavité abdominale, et fournir au pus une issue facile. La ponction de ces abcès peut être, dans certains cas, fort difficile, surtout lorsqu'il s'agit de péritonite sous-hépatique; l'instrument, avant d'arriver à la collection liquide, doit, en effet, traverser toute l'épaisseur du foie; mais nous savons, d'un autre côté, que celui-ci est alors aminci d'une manière plus ou moins considérable.

Il peut arriver que la première ponction ne donne pas de résultat, comme dans l'observation de M. Hilton : « Le trocart, y est-il dit, avait pénétré, à travers les adhérences, dans le poumon ; un demi-pouce plus haut on pénétrait dans l'épanchement pleural, un pouce plus bas dans l'abcès péritonéal. » La seule conclusion que nous voulions tirer de ce fait, c'est que le diagnostic, une fois établi d'une manière plausible, il ne faut pas s'arrêter devant une *ponction blanche;* l'innocuité des ponctions capillaires est aujourd'hui assez bien démontrée pour autoriser, au besoin, à faire plusieurs tentatives.

Ce travail a pour base l'analyse de 27 observations. 2 seulement ont été recueillies par nous, nous les publions; pour les 25 autres, nous nous contenterons d'en indiquer la source dans un index bibliographique détaillé.

Observation I (personnelle).

La nommée S..., âgée de 25 ans, modiste, constitution délicate, entra le 18 juillet 1874, salle Ste-Claire, no 38, service de M. le Dr Moutard-Martin, hôpital Beaujon.

Cette femme, anglaise d'origine, est à Paris depuis l'âge de 5 ans, elle n'a jamais été malade jusqu'à cette année. Son père est mort fou à la suite de revers de fortune; sa mère vit encore et est bien portante. Pas d'autres antécédents dans sa famille.

Cette femme est assez faible et fatiguée par le travail; elle passe souvent les nuits; il y a six semaines environ, elle a été prise de petits frissons qui duraient de deux à trois minutes environ. Elle a eu encore de la fièvre et des vomissements, et, en même temps, une douleur sourde dans l'épaule gauche, sans gonflement. — Ces accidents ont duré une vingtaine de jours.

Il y a trois semaines environ, elle éprouva une douleur très-vive dans le ventre, douleur très-marquée surtout du côté gauche, avec constipation. L'appétit est nul, le sommeil est entrecoupé de rêves pénibles. Elle éprouvait en même temps de l'oppression ; cependant il n'y a que huit jours qu'elle s'est alitée; jusque-là elle s'était traînée, et avait travaillé encore tant bien que mal, si ce n'est les trois premiers jours de la maladie.

Aujourd'hui la douleur de l'épaule gauche a disparu, de même que les frissons et les vomissements ; il reste de l'oppression, de la douleur à la partie supérieure de l'abdomen. Il y a en même temps fièvre vive, pouls très-fréquent, 112.

État du ventre. — Ventre un peu ballonné et retombant à droite ou à gauche dans le décubitus latéral, par suite de la paralysie des muscles abdominaux. L'hypochondre gauche est douloureux à la pression, et surtout au niveau du creux épigastrique. — A la palpation, on constate de l'empâtement dans ces régions; diarrhée depuis hier à la suite d'une purgation. Il y a eu en même temps de l'oppression. Il y a cependant un peu de matité aux deux bases, mais pas d'égophonie.

Paraplégie : Elle est survenue graduellement; le début ne remonte qu'à huit jours; il y a impossibilité presque complète pour la malade de mouvoir les membres inférieurs. —La sensibilité tactile est amoindrie; la perception des impressions est tardive; il en est de même de la sensibilité à la douleur. La sensibilité à la température est conservée; il y a peu de sensibilité réflexe. Elle a eu d'abord de la constipation, mais depuis hier, comme nous l'avons dit, elle a de la diarrhée, et elle va sous elle sans s'en apercevoir; elle urine assez facilement, mais ne vide pas complètement sa vessie. Elle n'a pas eu ses règles depuis qu'elle est malade. — Rien du côté de l'utérus ou des organes génitaux. La nuit dernière elle a saigné du nez.

21 juillet. État général stationnaire; la langue est sèche, fuligineuse, ainsi que les gencives. — P. 120 T. axillaire 38°,5. — Oppression de plus en plus grande. — Eschare au sacrum. La main du côté gauche est très-faible, elle ne peut plus relever les doigts, et c'est à peine si elle peut les fermer. Douleur très-vive comparée par la malade à des piqûres d'aiguilles dans tout le membre supérieur gauche. — Du reste la paraplégie avait débuté par le membre inférieur gauche, et aujourd'hui encore le membre inférieur droit est moins paralysé que le gauche. — Inappétence complète, la diarrhée a disparu et a fait place à la constipation. — Rétention d'urine incomplète; elle délire toutes les nuits. — État de l'hypochondre gauche et de l'épigastre stationnaire. Il y a également paralysie des muscles du rachis dans la région lombaire, la malade ne peut pas se tenir dans la station assise.

Le 22. Même état général, P. 120, T. 38°. — Le membre supésieur s'affaiblit de plus en plus et est très-douloureux. Immobilité complète des membres inférieurs. — Le membre supérieur droit se prend à son tour; la sensibilité est très-affaiblie et très-retardée dans les membres inférieurs. — Abolition des mouvements réflexes. — Dans les membres supérieurs la diminution de sensibilité, quoique très-réelle, est moindre que dans les membres inférieurs. — La malade a encore déliré la nuit; mais, ce matin, l'intelligence est nette, et il n'y a pas de trouble du côté des organes des sens. — Constipation opiniâtre. — Urination difficile et incomplète.

Le 23. État général très-grave. P. 124. — T. 38°,2 dans l'aisselle droite; 38°,4 dans l'aisselle gauche.

Le 24. État général très-grave; respiration laborieuse et fréquente, paralysie de tous les membres, mort à 10 h. 1/2.

Le 25. *Autopsie.* — 1° *Abdomen.* — A l'ouverture de cette cavité, on trouve le péritoine et la masse intestinale complètement sains, il en est de même des organes contenus dans le petit bassin. Mais à la partie supérieure on n'aperçoit plus rien au-dessus du côlon, si ce n'est une partie du lobe droit du foie; tout le reste est caché par des fausses membranes. En détruisant les adhérences qui relient la partie supérieure et l'arc du côlon et le mésocôlon transverse au bord antérieur du foie, on pénètre dans une cavité assez vaste, remplie d'une sérosité légèrement trouble et un peu brunâtre. Les limites de cette cavité sont formées, en haut par la face inférieure du foie, qui est excavé en manière de voûte et recouvert d'une couche pseudo-membraneuse, dense, résistante, vascularisée; en bas, par la face antérieure de l'estomac, également recouverte d'une couche pseudo-membraneuse analogue, dans l'épaisseur de laquelle se trouvent plusieurs taches ecchymotiques dont le diamètre varie de deux à trois centimètres; en arrière, par l'épiploon gastro-hépatique, dont le feuillet antérieur est considérablement épaissi et recouvert de fausses membranes épaisses et vascularisées; à droite, par la vésicule biliaire adhérente par son côté gauche à la portion pylorique de l'estomac et au duodénum; à gauche, par des adhérences établies entre l'extrémité gauche du foie et la face antérieure de l'estomac.

En cherchant à enlever le foie on détruit ces adhérences qui l'attachent au diaphragme, et l'on pénètre ainsi dans une nouvelle cavité très-nettement séparée de la première, contenant un liquide analogue, d'une couleur moins foncée, limitée en haut par le diaphragme, en bas par la face supérieure du lobe gauche du foie, aplatie et un peu excavée; à droite par le ligament suspenseur dont le feuillet gauche est considérablement épaissi et tapissé de fausses membranes, tandis que le feuillet droit est sain; à gauche par des adhérences établies entre l'extrémité gauche du foie et l'estomac; en arrière par des adhérences analogues allant jusqu'au ligament coronaire dont le feuillet antérieur est confondu avec les fausses membranes.

En cherchant à enlever l'estomac, on déchire des fausses membranes épaisses qui attachent ce viscère, d'un côté au bord antérieur de la rate, de l'autre à l'angle gauche du côlon transverse et aux parois abdominales, et l'on pénètre ainsi dans une cavité contenant une sérosité trouble, couleur chocolat foncé, et parfaitement comparable au liquide de certaines hématocèles. Cette nouvelle collection a pour limites : en haut, le diaphragme ; à droite, les adhérences entre l'extrémité gauche du foie et la grosse tubérosité de l'estomac; à gauche, la partie de la face interne de la rate située en avant du hile ; à droite, la grosse tubérosité de l'estomac; en bas, des adhérences établies entre l'extrémité inférieure de la rate et le mésocôlon transverse. Les fausses membranes qui tapissent toutes ces cavités sont épaisses, vasculaires et infiltrées par places d'ecchymoses interstitielles.

2° *Thorax.* — *Péricarde.* — Çà et là quelques plaques laiteuses, léger épanchement, pas de péricardite aiguë au niveau du diaphragme; et cependant cette portion de la séreuse se trouve en rapport avec la cavité sus-hépatique.

Plèvre droite. — Léger épanchement avec un peu de pleurésie diaphragmatique récente. — Poumon droit sain, non-congestionné.

Plèvre gauche. — Épanchement plus abondant. Pleurésie aiguë avec exsudat fibrineux sur la plèvre diaphragmatique. — La base du poumon est adhérente, par sa partie centrale, à la convexité du diaphragme. Ces adhérences ont lieu sur l'étendue d'une pièce de 5 francs; elles sont vascularisées, friables, et infiltrées de sang extravasé. — A ce niveau le tissu pulmonaire est enflammé, d'une coloration foncée, très-friable et ramolli. Cette partie correspond exactement à la partie supérieure de la cavité périsplénique, dont elle est séparée par le diaphragme qui paraissait sain.

Le foie présente sa coloration et son volume normal dans son lobe droit; le lobe gauche est aminci, excavé sur ses deux faces, biconcave; il est en outre anémié et atrophié.

La rate paraît normale.

Il en est de même du pancréas, des reins et des capsules surrénales. Les voies biliaires sont libres, ainsi que les vaisseaux de la région.

Les parois de l'estomac sont saines; la muqueuse, saine partout ailleurs, présente sur la partie antérieure trois petites ecchymoses.

Moelle. — La moelle est saine dans toute son étendue, excepté au niveau des troisième et quatrième paires dorsales, où elle est un peu ramollie. Le ramollissement porte surtout sur la substance grise, les cornes sont remplacées sur la coupe par des dépressions, ce qui n'existe pas dans le reste de son étendue.

L'examen microscopique n'a pas encore été fait; rien dans le cerveau.

Obs. II (personnelle). — *Cancer du pylore et de la petite courbure.— Péritonite sous-hépatique. — Ulcération de l'estomac.*

La nommée G. M., entrée le 24 avril 1874 à l'hôpital Beaujon, salle Sainte-Claire, lit no 24, service de M. le Dr Moutard-Martin.

Depuis trois mois environ, cette femme, après avoir éprouvé d'abord de simples troubles de la digestion, a eu des vomissements, alimentaires d'abord, puis ressemblant à du marc de café; elle a eu aussi des mélæna. Elle éprouve des accès de vive douleur à la région épigastrique. A la palpation, tumeur au niveau du muscle droit du côté gauche. — Diagnostic : cancer de l'estomac.

Le 20 juin, une nouvelle exploration de la région épigastrique permit de constater que la tumeur avait considérablement augmenté; elle occupait toute cette région et descendait jusqu'à trois travers de doigt de l'ombilic. Elle était mate à la percussion, si ce n'est à la partie inférieure.

Elle mourut le 2 juin.

A l'autopsie, pratiquée le 3, on trouva la cavité abdominale et les organes qui y sont contenus, normaux, si ce n'est à la partie supérieure. La tumeur qu'on sentait pendant la vie était limitée, en bas, par l'arc du côlon qui se trouvait abaissé; au-dessus on apercevait la face supérieure du foie; entre ces deux organes, une couche épaisse de fausses membranes. En les déchirant, on pénétra dans une cavité contenant un liquide foncé et exhalant l'odeur aigre de celui qu'on trouve ordinairement dans la cavité de l'estomac, dans laquelle on crut d'abord avoir pénétré. Cependant rien ne rappelait, dans les parois de la cavité, l'aspect de la muqueuse gastrique. En examinant avec plus d'attention, et en pressant sur la face postérieure de cette tumeur, on vit sourdre du liquide par la partie supérieure. On chercha le duodénum, et de l'eau, injectée dans cette partie de l'intestin, vint distendre l'estomac, qui se trouvait en arrière de la tumeur, et pénétra en partie dans la cavité qui avait pour limites : en haut, la face inférieure du lobe gauche du foie et les fausses membranes dont nous avons déjà parlé ; en arrière, la paroi antérieure de l'estomac; à droite, des adhérences entre le duodénum, le côlon, le foie et l'estomac; en bas, le méso-côlon transverse et la face supérieure de l'arc du côlon.

L'estomac était rétréci au niveau du pylore, où l'on trouvait un cancer annulaire ulcéré à la partie supérieure; il existait encore du cancer par plaques tout le long de la petite courbure. L'une de ces plaques, de l'étendue d'une pièce de 2 francs, s'était ulcérée et avait donné lieu à une petite perforation pouvant admettre une plume à écrire. C'est par cette perforation que le contenu de l'estomac pénétrait dans la cavité péritonéale.

BIBLIOGRAPHIE.

PETIT, le fils. — Mémoires de l'Académie royale de chirurgie; des apostèmes du foie.

BOYER. — Traité des maladies chirurgicales, t. IV. — Abcès du foie.

LARREY. — Art. Foie du Dictionnaire en 60 vol.

CRUVEILHIER. — Art. Foie, in Dictionari en 15 vol., et Anatomie pathologique du corps humain, liv. 9 et 11.

HAWKINS. — London medico-chirurgicals transactions, vol. XVIII, p. 1, 98. — Analyse in Archives générales de médecine 1834. Dans l'analyse des Archives, l'ordre des observations a été renversé. Les observations I et II deviennent les observations XIII et XIV. Dans l'observ. I d'Hawkins, XIII des Archives, il s'agit d'un individu de 31 ans qui, à la suite de la ponction d'une tumeur située dans la région épigastrique et dans l'hypochondre droit, eut une gangrène étendue de la paroi abdominale ; à l'autopsie, le foie était sain. La cavité qui avait renfermé la matière évacuée n'existait plus; on ne trouve qu'un peu d'épaississement du feuillet péritonéal qui recouvre le foie, avec lequel le péritoine pariétal était devenu adhérent. Dans la IIe de Hawkins, XIV des Archives, il y eut également gangrène de la paroi abdominale à la suite de la ponction d'une tumeur fluctuante correspondant au bord inférieur du foie, et, en apparence, liée intimement à ce viscère; à l'autopsie, le foie était sain et offrait son volume ordinaire.

Le péritoine n'offrait aucune trace d'inflammation, excepté dans une très-petite étendue autour de l'ouverture de la ponction.

MASSEAU. — Hydropisie enkystée du foie. — Archives génér. de méd., 1re série, t. VIII, 1825, p. 603.

GRAVES. — Abcès du foie s'ouvrant dans le péricarde et l'estomac. — Arch. génér. de méd., 1839, 3e série, t. IV, p. 359.

FAUCONNEAU-DUFRESNE. — De la curabilité des abcès du foie. — Revue médicale, 1846.

Williams. — Tumeur emphysémateuse de la cavité abdominale. — London medical Gazette, 1845. — Arch. génér. de médecine, 1845, t. X, p. 211. Il s'agit d'une péritonite sus-hépatique ayant son siége au-dessus du lobe droit du foie. — La collection purulente s'était ouverte dans le côlon transverse, ce qui avait donné lieu au passage des gaz intestinaux dans la cavité de l'abcès; d'où tumeur à résonnance tympanique avec gargouillement, gangrène de la paroi abdominale, mort.

Ferrus et Roques. — Abcès du foie. — Arch. génér. de médec., 1825, t. XII, p. 634. Il s'agit d'une dame qui, ayant fait un an auparavant une chute de cheval, fut prise tout à coup de douleurs violentes dans l'hypochondre droit; 18 jours après il y avait un abcès qui fut ouvert, et donna issue à 2 litres de pus. Guérison en moins d'un moins.

Gubler. — Abcès de la partie supérieure de l'abdomen; région épigastrique; ouverture au-dessus de l'ombilic. — Guérison rapide. Observation publiée par M. Féréol.

Roots. — London med. and surg. Journal, 1833. — Archives, 2e série, t. III, p. 441.

Gallard. — Abcès du foie, ponction, guérison. — Gazette hebdomadaire, 1869, p. 604.

Hillton Fagge. — Cases of abcess without the upper part of the abdomen. — Guy's Hospital Reports, 1873, p. 213 et suiv.

Obs. I. — Début brusque après 3 mois de troubles de la digestion; péritonite sus-hépatique ayant son siége au-dessus du lobe droit du foie; ouverture de l'abcès dans une excavation irrégulière de la base du poumon droit; ouverture de l'excavation pulmonaire dans la plèvre, pyopneumothorax, mort.

Obs. II. — Péritonite de cause traumatique dans l'hypochondre droit, pleurésie sans perforation, péricardite, mort. A l'autopsie, foie sain mais excavé.

Obs. III. — Contusion du foie, abcès sous-diaphragmatique, pleurésie purulente par perforation.

Obs. IV. — Cancer du pylore, abcès de l'hypochondre droit, perforation de l'estomac, pleurésie sans perforation.

Obs. V. — Pleurésie purulente sans perforation, péricardite. — A l'autopsie, abcès occupant l'épigastre entre la face inférieure du diaphragme et la face supérieure du lobe gauche du foie qui était déprimé à ce niveau.

Obs. VI. — Début brusque à la suite d'un effort, abcès sous-diaphragmatique, mais séparé du diaphragme par une mince couche d'une substance qui paraissait être de tissu hépatique altéré.

Obs. VII. — Début brusque à la suite d'un coup de pied sur l'hypochondre gauche; tumeur arrondie de cette région; ouverture de la collection liquide dans l'estomac, alternatives de sonorité et de matité à la percussion, gargouillement, retentissement métallique des bruits du cœur, guérison.

Obs. VIII. — Chute d'un échafaudage, rupture de la rate, pleurésie sans perforation, pneumonie . . . . fracture du crâne, du bassin et des côtes, péritonite sus-hépatique.

Obs. IX. — Chute sur le plancher, 15 jours après tumeur de l'épigastre et des deux hypochondres. — Hémoptysie, hématémèse. — Observ. incomplète.

Obs. X. — Début brusque, sans cause connue, abcès sous-diaphragmatique occupant l'hypochondre gauche, et ouvert dans la plèvre du même côté, péritonite sus-hépatique.

Obs. XI. — Péritonite puerpérale guérie. — Abcès sous-diaphragmatique de l'hypochondre gauche, pleurésie purulente, à gauche sans perforation.

Obs. XII. — Ulcère simple de l'estomac, perforation, abcès sous-diaphragmatique de l'hypochondre gauche, perforation consécutive du diaphragme, pleurésie purulente, mort.

Obs. XIII. — Ulcère simple de l'estomac, perforation, péritonite suppurée de l'hypochondre gauche, pneumonie double, mort.

Obs. XIV. — Début insidieux, abcès de l'hypochondre gauche et de l'épigastre ouvert dans le côlon transverse, pleurésie des deux côtés, sans perforation, pneumonie des deux bases, péricardite sèche.

Obs. XV. — Abcès de l'hypochondre gauche périsplénique, rate augmentée de volume et occupée dans ses deux tiers supérieurs par une vaste cavité, à parois mal limitées et à contenu grumeleux. L'abcès avait probablement débuté dans l'épaisseur de la rate.

Obs. XVI. — Colique saturnine; début insidieux par des douleurs sourdes dans le côté gauche, frottement pleurétique. — Bronchophonie.— A l'autopsie, pleuro-pneumonie à la base du poumon droit, pneumonie gangréneuse à la base du poumon gauche, pleurésie adhésive sans perforation; abcès entre l'estomac, et la rate le diaphragme s'étendant en bas jusque dans la capsule celluleuse du rein.

Fr. Taylor. — Guy's Hosp. Reports, 1873, p. 257. — Péritonite à frigore, début brusque, amélioration au bout de quelques jours, épanchement séro-sanglant dans la plèvre droite, adhérences du poumon à la face supérieure du diaphragme, pas de perforation. — Abcès entre le diaphragme et le foie.

Rigal. — Abcès péri-hépatique. — Soc. méd. des Hôpitaux, 1874.

Paris. A. Parent, imprimeur de la Faculté de Médecine, rue M^r-le-Prince, 31.

www.ingramcontent.com/pod-product-compliance
Ingram Content Group UK Ltd.
Pitfield, Milton Keynes, MK11 3LW, UK
UKHW021519260726
13993UKWH00004B/1775

9 782329 127521